HERNIES, DESCENTES OU PROLAPSUS

ET MALADIES DE LA VESSIE.

EXPOSÉ DE CES INFIRMITÉS, MOYEN LE PLUS SIMPLE ET LE PLUS SUR DE LES SOULAGER TOUJOURS PROMPTEMENT ET D'OBTENIR GUÉRISON RADICALE.

MÉTHODE

DU DOCTEUR PAQUIER

MÉDECIN DE LA FACULTÉ DE PARIS.

M. LE Dr PAQUIER GUÉRIT LES HÉMORRHOIDES EN MOINS DE 15 JOURS,

Seulement, pour ce genre d'infirmité, les personnes qui en sont atteintes doivent se transporter à son domicile.

LA ROCHELLE

TYP. DE A. SIRET, PLACE DE LA MAIRIE, 3.

1874

AVIS

Toutes les lettres en général, avec ou sans valeurs, doivent être adressées à M. le docteur PAQUIER, au Gué (Vendée).

Mes spécifiques sont expédiés à toute destination, en échange d'un mandat sur la poste ou d'un billet de banque en représentant la valeur.

Le demandeur doit toujours donner très-lisiblement son nom, son adresse et la gare qui dessert sa localité.

Le malade qui fait la demande d'un traitement ne doit pas craindre de bien exposer son état et de donner des renseignements complets.

Une instruction bien claire, bien détaillée, permettant de se traiter soi-même, accompagne toujours mes spécifiques.

Toutes les précautions nécessaires sont prises pour que le secret des malades ne puisse transpirer, être compromis. Ainsi la petite caisse contenant le spécifique contre les hernies, ne porte à l'extérieur aucun signe de nature à servir d'indice aux indiscrets.

Les lettres provoquant une réponse particulière doivent toujours renfermer un timbre-poste de vingt-cinq centimes pour l'affranchissement de la réponse.

Quiconque écrit pour avoir ma brochure la reçoit *gratuitement* et *franco* sous bande ; mais, en conséquence de ce qui précède, la lettre informant le destinataire de l'envoi qui vient de lui être fait, n'est pas affranchie, si la demande m'est parvenue sans timbre pour affranchir.

PAQUIER,

Docteur-Médecin de la Faculté de Paris.

Il est expressément recommandé de ne jamais envoyer de billets de banque autrement que par lettres CHARGÉES OU RECOMMANDÉES. *Avec cette précaution, il n'y aura pas de détournements possibles.*

APPROBATION DE L'ACADÉMIE DE MÉDECINE

―――〜〜〜――――

Dans sa réunion du 11 Mars 1874, l'Académie de Médecine a porté, sur mes deux spécifiques, le jugement suivant :

« Les deux préparations employées par M. le docteur PAQUIER,
» du Gué-de-Velluire, l'une (Kélécure) pour la guérison des hernies,
» l'autre (Cysticure) pour la guérison des affections de la vessie, sont
» composées de substances complétement inoffensives et qui ont été
» autrefois employées avec succès dans la pratique médicale. Tels qu'ils
» sont préparés, ces deux produits constituent des remèdes précieux
» pour combattre les affections contre lesquelles ils sont dirigés. »

INTRODUCTION

La brochure que je me propose d'écrire étant destinée au public en général, je dois être clair et ne point abuser des expressions techniques : je m'efforcerai donc de me mettre à la portée de tous les lecteurs.

Je veux être court ; c'est une brochure et non un traité que j'écris. Dire en peu de mots tout ce qu'il importe de connaître sur la question, tel est mon but. Un premier chapitre sera consacré à la hernie ou descente ; dans un second je traiterai des maladies de la vessie. Mais, avant, qu'on me permette quelques réflexions sur la curabilité de la hernie.

Une question qu'il importe avant tout de résoudre est celle-ci : La hernie peut-elle se guérir ? A cette question il m'est permis de répondre avec assurance : oui, la hernie peut se guérir ; oui, la hernie est aujourd'hui guérie par ma méthode, radicalement et promptement même.

Il est vraiment regrettable que des idées préconçues aient, jusqu'à ce jour, paralysé l'esprit d'investigation des praticiens éminents qui, de tout temps, ont illustré le corps médical. Depuis longtemps, en effet, le traitement curatif de la hernie serait connu. Armée des moyens nouveaux et puissants que la science met à sa disposition, la médecine n'obtient-elle pas la guérison de maladies jusqu'alors réputées incurables ?

Parmi les maladies les plus vulgaires, prenons pour exemple la gale. A une époque peu éloignée de nous, la gale était envisagée comme une maladie cutanée produite par un principe morbifique contenu dans le sang. Tout naturellement, le traitement était en harmonie avec la théorie : les tisanes dépuratives en formaient la base et la guérison n'arrivait pas, ne pouvait même pas arriver. Mais voici que le pouvoir amplifiant du microscope découvre dans les boutons des galeux un insecte particulier, le sarcopte ou acare de la gale. Aussitôt, le traitement classique est modifié de fond en comble ; aux dépuratifs sont substitués des agents exerçant sur l'acare une action toxique, et la gale, dont naguère encore la guérison n'était obtenue que dans un petit nombre de cas, est aujourd'hui détruite en moins de vingt-quatre heures.

Citons encore un exemple. Armé du microscope, l'œil vient de découvrir dans le sang charbonneux des myriades de bactéridies qui paraissent être la cause efficiente des accidents produits par le charbon. En même temps, la chimie offre à la médecine un agent nouveau, agent éminemment puissant, éminemment délétère pour les bactéridies en question ; et le charbon, dont on avait vainement, jusqu'ici, demandé la guérison à la cautérisation et aux autres agents destructeurs, le charbon, dis-je, est facilement arrêté dans sa marche par ce nouvel agent thérapeutique. Il me serait facile de multiplier les exemples, mais je le crois inutile.

Est-ce que pour la hernie seulement la médecine aurait dit son dernier mot ? Aurait-elle renoncé à trouver le moyen de la guérir ? Personne, assurément, n'oserait soutenir une semblable thèse. A côté de chaque maladie, Dieu a placé le remède.

Écoutons plutôt Boyer, dont il n'est pas permis de suspecter l'autorité chirurgicale : « La hernie, dit-il dans l'un de ses ouvrages, ne doit point être incurable ; il suffit de trouver le moyen de produire l'occlusion artificielle de l'anneau par lequel s'effectue le passage de l'anse intestinale et la guérison de cette infirmité sera assurée. » Ainsi donc, l'éminent clinicien admet la possibilité de guérir la hernie, en même temps qu'il en établit clairement les conditions : L'occlusion de l'anneau inguinal, tel est pour cela le but à atteindre ; quant aux moyens, Boyer les ignorait, et il est à regretter qu'il n'en ait pas poursuivi la recherche, car il n'eût pas manqué de les découvrir. Eh bien, ce *desideratum* de la science, ma méthode le fournit ; l'usage interne de ma Kélécure a pour effet de rendre promptement aux viscères relâchés, aux tissus déchirés, affaiblis soit par l'âge, soit par l'ancienneté de la rupture, le degré d'activité qui leur est nécessaire pour fonctionner suivant les lois de la nature. Les viscères ainsi fortifiés, resserrés par l'action tonique et directe de l'*Essence de Kélécure*, cessent dès lors de se trouver en disproportion avec la cavité splanchnique destinée à les contenir. Ces résultats acquis, la vitalité revenue dans les tissus précédemment frappés d'atonie, les applications externes, associées au spécifique interne, concourent puissamment à l'œuvre de la guérison, en déterminant, par une excitation locale, légère et continue, la contractilité de l'anneau, la sécrétion d'une matière fibro-plastique, laquelle matière s'organisant, produit l'oblitération normale de l'anneau : de là une guérison parfaite et radicale.

Le problème est donc résolu dans le sens de Boyer. La cure des hernies est désormais facile, il n'est point permis d'en douter, les attestations qu'on lira plus loin le prouvent surabondamment.

Avant de terminer cet article, je crois devoir m'adresser à ceux de mes confrères en médecine et en chirurgie qui n'auraient pas encore eu occasion d'observer la valeur curative de ma méthode : « Cette méthode est incontestablement la plus rationnelle, la plus sûrement efficace de toutes celles produites jusqu'à ce jour. Elle mérite d'être vulgarisée sur tous les points du territoire, car elle est appelée à rendre les plus grands services. Jusqu'ici, honorés confrères, vous avez cru peut-être à l'impossibilité absolue de guérir la hernie. Comme vous, j'ai tout d'abord partagé les mêmes erreurs ; mais les preuves du contraire si souvent renouvelées sous mes yeux depuis que je fais usage de ma méthode, ont forcément amené ma conversion. Si vous êtes encore dominés par de vieilles préventions, veuillez vous en affranchir et ne pas oublier que les préjugés, en médecine surtout, ont de tout temps nui au progrès. Croire, de parti pris, à l'incurabilité de la hernie, serait un malheur réel, car, avec cette idée préconçue, vous négligeriez évidemment de recourir aux moyens de guérison que je viens vous offrir, et un grand nombre de sujets qui, assurément, pourraient être débarrassés d'une infirmité qui ne fait que s'aggraver en vieillissant, seraient ainsi condamnés à vivre continuellement avec un ennemi si incommode et si dangereux.

PREMIER CHAPITRE.

HERNIES OU DESCENTES, ET CHUTES DE L'UTÉRUS.

La hernie est l'échappement d'une partie ou de la totalité des viscères contenus dans l'une des cavités splanchniques, par suite de distention des muscles, de rupture ou d'écartement des tissus cellulaires et fibreux. La hernie abdominale est formée tantôt par l'intestin, tantôt par l'épiploon, tantôt enfin par les deux simultanément.

Les tumeurs herniaires ont reçu des noms différents, suivant la place qu'elles occupent et les parties qui les forment. Ainsi, la hernie de l'ombilic ou du nombril, a reçu le nom de hernie ombilicale ; celle qui se produit à l'aine, le nom de inguinale ; celle de l'hypogastre a été appelée hypogastrique. On nomme crurale celle qui apparaît à la partie supérieure de la cuisse ; cystocèle, la hernie de la vessie ; périénale, celle du périnée ; scrotale, la hernie inguinale qui descend jusque dans les bourses ou scrotum, etc.

Le traitement curatif étant le même pour toutes les hernies en général, nous ne nous occuperons particulièrement ici que de celles qui se présentent d'habitude à l'observation.

Les plus communes, entre toutes, sont, sans contredit, les hernies inguinales; relativement aux autres, elles se présentent dans la proportion de 75 à 80 %. Viennent ensuite, par ordre de fréquence, les hernies ombilicales, puis, enfin, les hernies crurales. La hernie scrotale n'est qu'une hernie inguinale tombée dans les bourses, ce qui arrive toujours avec l'âge, et souvent même chez les jeunes sujets lorsqu'elle est négligée.

La hernie inguinale atteint tous les âges, mais plus particulièrement l'enfant et le vieillard que l'adulte et l'homme dans toute la plénitude de ses forces. La hernie ombilicale affecte plus souvent les femmes et les enfants que les hommes et les adultes. La hernie crurale, assez rare chez les hommes, est plus commune chez les femmes, le canal aponévrotique étant moins long et plus large chez la femme que chez l'homme.

Le déplacement, connu sous le nom de chute ou prolapsus de l'utérus, se rencontre trop souvent, par malheur, chez les femmes qui ont eu des couches laborieuses ou réitérées. Les jeunes filles n'en sont pas toujours exemptes, mais les cas sont beaucoup plus rares cependant.

La hernie existe dans tous les pays, sous toutes les latitudes, mais dans des proportions plus ou moins considérables. Ainsi, par exemple, elle est plus commune dans les régions chaudes ou tempérées que dans les régions froides, dans le midi et le centre que dans le nord de la France. En Russie, en Suède, en Norwège et dans le nord de l'Allemagne, la hernie se présente, par rapport à la population, dans la proportion de 3 à 4 p. 100. Dans le midi de la France, dans la proportion de 9 à 10 p. 100. Cette proportion est de 5 à 6 p. 100 dans le centre de la France, de 12 à 14 p. 100 en Espagne et en Algérie.

Les pays montagneux fournissent plus de hernies que les pays de plaines; cependant il y a des exceptions à cette règle, mais elles tiennent à des causes toutes particulières.

Il n'est aucun homme, quel qu'il soit, qui puisse se flatter d'être pour toujours à l'abri des atteintes de la hernie; tous, nous y sommes exposés, les plus jeunes comme les plus vieux, les plus forts comme les plus faibles. Il est vrai de dire, cependant, que certaines professions, que certains exercices sont pour ainsi dire l'incubation de la hernie. Ainsi, par exemple, les individus se livrant à des travaux pénibles, exigeant de grands efforts ou déterminant de violentes secousses, sont plus exposés à contracter une hernie que les individus n'exécutant que des travaux où l'apport de l'attention et de l'expérience seul est nécessaire. De même aussi les chasseurs, les cavaliers y sont plus exposés que les personnes dont l'existence est calme et en dehors de toute agitation violente. Toutefois, il ne faut point le dissimuler, chez certains sujets, il existe une disposition toute particulière à contracter l'infirmité dont nous nous occupons en ce moment : pour eux „ en effet „ le moindre mouvement, le plus léger effort „ un faux pas „ l'action de tousser ou d'éternuer „ est une cause de rupture.

La hernie peut se produire subitement „ comme aussi elle peut se faire pressentir pendant plusieurs mois avant de revêtir une forme palpable ; souvent „ dans notre longue pratique „ il nous a été donné de l'observer „ et nous en trouvons également les preuves „ maintes fois reproduites, dans les lettres qui composent notre nombreuse correspondance. Souvent des personnes sont venues nous consulter „ nous disant que depuis plusieurs mois elles éprouvaient une faiblesse „ des tiraillements „ du malaise „ quelque chose d'anormal „ dans la région de l'aine ; qu'après une journée de fatigue il y avait sensation désagréable, douleur même à cette région „ ce qui leur faisait appréhender l'invasion d'une hernie dans un avenir prochain. Nous répondions que le malaise signalé pouvait être l'effet d'une cause sans liaison avec les caractères d'une hernie. Il ne nous paraissait pas qu'on pût s'en alarmer si promptement ni si vivement. Néanmoins „ par mesure de précaution „ nous engagions le client à porter un bandage pendant quelque temps. Si „ dans plusieurs circonstances „ la suite nous a donné raison „ si le malaise a disparu sans laisser aucune empreinte „ souvent aussi les appréhensions du client ont été justifiées, car la hernie, après avoir longtemps hésité, a fini par se montrer et malgré le bandage. Nous n'avons eu aucun accident de cette nature à constater depuis que nous faisons usage de notre méthode : aussitôt qu'un client se plaint de malaise „ de sensation anormale dans l'une des régions où se montrent habituellement les hernies „ nous lui appliquons immédiatement notre spécifique externe. Ce moyen nous a toujours complètement réussi : aucune hernie ne s'est plus produite dans ces conditions.

Si „ comme nous venons de le dire, il existe des hernies dont le travail d'élaboration est lent, des hernies qui cherchent „ pour ainsi dire „ à se faire deviner avant de se montrer, il en est d'autres, au contraire, qui apparaissent soudainement, avec tous leurs caractères distinctifs, alors que rien ne pouvait en faire supposer l'approche. Ces hernies soudaines sont presque toutes la conséquence d'un violent effort, d'une grande fatigue, d'un accident. Dans ces cas, les douleurs sont assez vives pour que te malade soit condamné à garder le lit pendant les premiers jours de l'accident ; mais quelques bains tièdes, le *taxis* (*autrement dit la réduction*) et l'application d'un bandage, calment bientôt les douleurs qui ne tardent pas à disparaître, sinon toujours entièrement, du moins en grande partie.

Dans tous les cas de hernie, lente ou soudaine, la réduction immédiate et le bandage sont d'urgence: *imprudent serait le blessé qui pourrait l'oublier.* La réduction immédiate et la contention à l'aide d'un bandage sont à la fois un préservatif contre les accidents qui pourraient être graves et la cause déterminante d'un prompt soulagement. Ainsi donc, aussitôt qu'une hernie est déclarée, que la saillie ne laisse plus aucun doute sur la nature de l'affection qui vient de se produire, il est de toute nécessité de procéder à sa réduction *(c'est-à-dire de la faire rentrer*, et cette réduction obtenue, de faire l'application d'un bandage. Le blessé, je le répète, prévient ainsi les accidents qui pourraient survenir en abandonnant la hernie à elle-même ; et se procurer en outre un soulagement immédiat. Mais, avec de la prudence, il ne s'en tiendra pas à ces préliminaires, à ces palliatifs indiqués pour parer aux premières difficultés seulement. Les tissus étant déchirés, la hernie formée, on doit songer à faire reprendre l'un pour guérir l'autre, et le bandage, qui contient et soulage pour le moment, atteindra bien rarement ce but si un moyen réellement efficace, réellement curatif, ne lui est associé. Si le blessé se soumet tout simplement au bandage qui n'est qu'un instrument palliatif et néglige les moyens de guérison qui lui sont offerts, qu'arrivera-t-il par la suite ? Voici, sur cette question, ce que m'a appris mon expérience.

Une hernie vient de se déclarer ; le blessé en opère lui-même ou en fait opérer la réduction et la maintient ensuite à l'aide d'un bandage. Bien que réduite et contenue, la hernie n'en est pas moins formée et les tissus déchirés, la tumeur se représente pour en témoigner dès que le bandage est enlevé et qu'il est fait quelques mouvements. Le blessé, rassuré néanmoins par la disparition des souffrances qu'il avait éprouvées tout d'abord, reprend ses travaux et vaque à ses occupations habituelles. Confiant dans l'avenir, il espère qu'avec le temps et le bandage dont il fait usage, son infirmité disparaîtra complètement : malheureusement il se trompe, et l'avenir, qui toujours nous réserve quelques surprises, se charge de le lui apprendre. En effet, au moment où il s'y attend le moins, à la suite d'une promenade, d'un travail qui pourtant n'avait pas nécessité un grand déploiement de forces, d'un accès de toux ou d'un éternuement, la hernie passe sous la pelote du bandage. Le blessé la fait rentrer de nouveau ; mais à peine a-t-il fait quelques pas, quelques mouvements, que la hernie s'échappe encore. Le patient commence alors à se préoccuper de nouveau de sa position : il se procure un second bandage dont le ressort est plus fort, dont le coussin est plus large que celui du premier ; enfin un bandage approprié à son état récent. La hernie est alors contenue encore une fois, mais pour un temps seulement. En effet, au bout de six mois, au bout d'un an, plus ou moins, la hernie franchit de nouveau la pelote du bandage, suit cette fois le cordon testiculaire, traverse le canal inguinal en entier, et descend dans le scrotum, la hernie scrotale est donc formée ! Bientôt surviennent des coliques, des dérangements d'estomac, des nausées, des troubles enfin qui retentissent sur tout l'organisme. Alors le blessé comprend, mais trop tard, si la hernie cesse d'être réductible, c'est-à-dire s'il n'est plus possible de la remonter et de la maintenir ensuite, qu'il a manqué de prévoyance et de sagesse ; que, mieux inspiré, il eut songé non-seulement à contenir sa hernie, mais encore, mais surtout à la guérir par les moyens qui lui sont offerts.

Telle est, nous ne dirons pas toujours, mais à quelques exceptions près, la progression que suit toute hernie en vieillissant, lorsque le bandage seul est opposé à son envahissement : il l'arrête d'abord, soulage, prévient pendant quelques temps les accidents ; mais tôt ou tard, dans la grande majorité des cas, il finit par être débordé, par n'être plus qu'un obstacle insuffisant. Ma méthode seule peut conjurer tous ces inconvénients, parer à tous les dangers.

COMPOSITION DU KÉLÉCURE

SON MODE D'EMPLOI, SON EFFICACITÉ

Mon Kélécure est composé exclusivement de plantes dont les propriétés sont spéciales, dont l'action est prompte et directe. Ces plantes sont converties, les unes en essence, les autres en extrait concentré, après que la partie active a été soigneusement séparée des parties inertes.

Le traitement par ma méthode se compose donc :

1° D'essence pour l'usage interne ;

2° D'extrait concentré ;

3° D'une fiole de liquide préparé pour compresse.

L'essence est prise soit dans un peu de vin, soit dans un peu d'eau : sa saveur est des plus agréables.

L'extrait concentré et le liquide préparé pour compresses sont employés en application sur la partie herniée : 1° l'extrait concentré une fois chaque jour en se mettant au lit ; 2° le liquide préparé pour compresses une fois seulement tous les cinq jours soit en se levant, soit en se couchant, le tout conformément aux indications contenues dans l'instruction spéciale et bien détaillée qui toujours est expédiée avec le spécifique. Extrait concentré et liquide préparé pour compresses agissent énergiquement sur la tumeur herniaire, dont le volume commence à s'amoindrir dès la cinquième ou la sixième application.

Aucun traitement, on le voit par ce qui précède, n'est aussi rationnel et en même temps d'un emploi aussi simple, aussi facile que celui par ma méthode. Aucun, je peux le dire avec assurance, n'est d'une innocuité aussi parfaite, d'une efficacité aussi prompte, aussi certaine. Toutes les fois, en effet, que la hernie est réductible, c'est-à-dire toutes les fois qu'on peut la faire rentrer pour la contenir avec un bandage, le traitement que j'annonce produit la guérison, et si, ce que je peux supposer, il se trouvait une hernie capable de résister à mon traitement, il ne faudrait jamais espérer la guérir par aucun autre traitement connu. Aussi, je ne crains pas de me prononcer catégoriquement et j'avance que ma méthode doit être et sera assurément, dans un temps peu éloigné, partout considérée, préconisée comme la méthode par excellence.

. Je viens de dire que mon essence de *Kélécure* est d'une innocuité parfaite, et qu'elle ne peut exercer sur l'économie aucune influence fâcheuse. Médecin, je me garderais bien de la prescrire, de l'employer journellement si je la croyais susceptible d'apporter le moindre trouble dans l'économie. La nature des plantes dont mon spécifique est composé m'est une garantie de sa parfaite innocuité. Les personnes atteintes de hernies peuvent donc faire usage de l'essence, sans craindre de troubler, de fatiguer le moins du monde les organes digestifs, organes qu'il est toujours si important de ménager et qui trop souvent, malheureusement, sont compromis par de soi-disant guérisseurs de hernies, guérisseurs qui n'ont aucune expérience ni de la médecine, ni de la chirurgie, qui n'ont pas la moindre notion des sciences anatomiques et pathologiques, dont la connaissance est cependant si indispensable pour discerner avec intelligence et pratiquer avec succès.

DES APPAREILS CONTENTIFS

Les bandages et les pessaires étant indispensables, les premiers pour maintenir les hernies, les seconds pour maintenir les prolapsus ou chutes de l'utérus, je crois devoir en dire quelques mots.

Les bandages et les pessaires, comme tous les appareils contentifs de chirurgie usités alors qu'il s'agit de remédier à une luxation, une fracture, par exemple, sont des instruments désagréables, sans aucun doute, mais pourtant indispensables pendant la durée d'un traitement.

Comment, en effet, avoir raison d'une hernie, d'un prolapsus ou chute de l'utérus si, au préalable, la partie échappée n'est remise à la place qu'elle a quittée et qu'elle doit occuper anatomiquement? Comment opérer la guérison si, une fois remis à leur place normale, les viscères n'y sont ensuite maintenus, sinon pendant toute la durée du traitement, au moins jusqu'à ce que les tissus déchirés se soient rapprochés, soudés, jusqu'à ce que la formation de matière fibro-plastique déterminée par l'action du spécifique soit venue oblitérer l'anneau et s'opposer ainsi à un nouveau déplacement? Cela n'est pas possible, pas plus que de bien guérir un membre fracturé sans rapprocher d'abord les parties disjointes et les maintenir ensuite à l'aide de la pression d'un appareil. Cela est bien simple et cependant quelques blessés paraissent ne pas le comprendre: c'est ce que prouvent en effet beaucoup de lettres qui me sont adressées et qui renferment les questions suivantes : « En suivant votre traitement, est-il nécessaire de porter un bandage?... J'ai lu dans mon journal une annonce promettant la guérison des hernies sans qu'il soit besoin de faire usage de bandage ?.... Votre spécifique offre-t-il le même avantage ? » Non., malgré toute sa simplicité., malgré son incontestable supériorité., ma méthode n'offre pas., néanmoins., cet avantage. Non., encore., la promesse de guérir les hernies et les chutes de l'utérus, sans bandage ni pessaire., ne se trouve dans aucune annonce ; cette promesse ne pouvant être réalisée, personne., j'aime à le croire., n'aurait la témérité de la faire. J'ai vu, il est vrai, des annonces laissant à désirer parce qu'il en coûte trop cher pour développer sa pensée dans un journal et qui ont pu induire en erreur quelques personnes. Au lieu de comprendre que bandages et pessaires deviennent inutiles après guérison., ce qui va de soi et n'aurait pas besoin d'être sous-entendu par conséquent., on a compris sans doute que ces appareils devenaient inutiles même pendant le traitement., ce qui n'est pas du tout la même chose. Il est fâcheux que les annonces ne soient pas toujours rédigées de manière à ne laisser aucun doute dans l'esprit des lecteurs.

Ces détails donnés permettront aux blessés de s'édifier sur le traitement qu'ils auront à suivre., en se soumettant à ma méthode. En faisant leur demande., ils sauront et ce qu'ils recevront et comment ils devront employer ce qu'ils auront reçu.

PRIX DU TRAITEMENT

1º Grand traitement interne et externe à la fois , soixante-dix francs , ci . . . . 70 fr.

2º Traitement purement externe , mais double , destiné aux personnes âgées ou depuis longtemps atteintes , éprouvant de la répugnance pour tout ce qui est médication interne . . . . 70 fr.

3º Traitement purement externe , simple , cinquante francs , ci . . . . 50 fr.

Le traitement externe simple peut suffire pour produire la guérison , mais il faut pour cela que le sujet soit jeune et la hernie récente.

Les prix ci-dessus sont invariables : il me serait tout-à-fait impossible d'en rien diminuer. Ils seront trouvés très modérés, du reste, si l'on considère l'importance du traitement et les garanties sérieuses dont il est entouré , garanties qu'aucun autre ne saurait offrir au même degré.

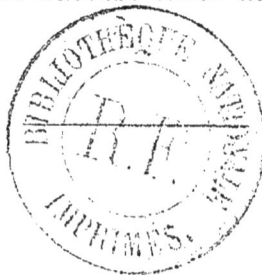

TÉMOIGNAGES

Le lecteur comprendra facilement la raison pour laquelle je ne fais pas suivre chaque attestation du nom de celui qui l'a délivrée. Il y aurait en effet dans cette exhibition quelque chose d'indiscret, de réellement blessant pour la dignité de la personne. Un sujet guéri, soit d'une hernie, soit d'une maladie des voies urinaires, peut bien, dans un moment de généreux abandon inspiré par la gratitude, délivrer l'attestation de sa guérison, consentir même à ce qu'elle soit publiée. Cependant, et assurément, c'est pour lui une véritable souffrance morale, sachant qu'il est mis partout en évidence, que son nom et sa demeure sont affichés comme point de mire dans des milliers de brochures. Je saurai donc lui épargner ce déplaisir en ne mettant à la suite de son attestation que ses initiales seulement. Une seule de ces attestations sera suivie du nom de l'auteur avec la légalisation du maire de l'endroit, parce que le sujet guéri l'exige ainsi.

Mon fils, aujourd'hui âgé de 22 ans, était depuis l'enfance atteint d'une hernie inguinale gauche qui avait pris un volume considérable : je le considérais avec douleur comme infirme pour toute sa vie. Ayant entendu parler des propriétés bienfaisantes de votre Kélécure, j'en fis l'application à mon fils qui en a obtenu une guérison tellement radicale que, depuis plus de deux ans, toute trace de hernie a complètement disparu. La reconnaissance m'impose le devoir de vous délivrer cette attestation dont vous pourrez faire tel usage que vous jugerez convenable.

Luçon (Vendée), le 15 mai 1866.　　　　Signé : M. F.

Je soussigné, garçon cafetier à Bordeaux, certifie que M. le docteur Paquier, à l'aide de son Kélécure, m'a guéri en six semaines d'une hernie que je portais depuis une quinzaine d'années.

Bordeaux, 2 février 1855.　　　　Signé : L. F.

Monsieur,

S'il vous en souvient, j'eus le plaisir de vous écrire, il y a environ un an, en faveur d'une pauvre domestique. Vos remèdes contre les hernies ont produit en elle, comme ils avaient produit en moi, tous les effets désirables. Il ne reste plus trace de son infirmité ; elle en est tou e heureuse et ne laisse pas de vous remercier et de vous bénir.

15 août 1869. Signé : L'abbé X..., du diocèse de Marseille.

55 ans. — Hernie inguinale gauche, 5 ans d'existence, chez un fonctionnaire chargé d'un service actif dont il allait être obligé de se démettre, tant la marche lui était devenue pénible. Développement considérable. Guérison en 39 jours par le grand traitement.

52 ans. — Double hernie ; l'une, ayant 11 ans, et l'autre, 5 ans d'existence. Guérison en 72 jours.

39 ans. — Hernie inguinale droite, chez un chef d'atelier. Guérison après sept semaines de traitement. Attestation de docteur.

16 ans. — Hernie scrotale réductible, d'un volume considérable ; 9 ans d'existence. Guérison radicale en 45 jours par le grand traitement. Attestation délivrée par le père du jeune homme, dont l'infirmité avait été déclarée incurable par plusieurs médecins.

67 ans. — Hernie double, dont l'une scrotale réductible, et l'autre, inguinale, affectant un ecclésiastique, 30 ans d'existence la première, 9 ans la seconde. Développement considérable rendant la marche très pénible. Guérison en deux mois. Lettre de remerciements.

35 ans. — Hernie inguinale énorme, mais réductible, affectant un sujet depuis 20 ans... traitement commencé en août 1868. Diminution assez considérable de la tumeur au bout de 15 jours. Guérison constatée en octobre, attestée par un docteur en médecine, qui avait déclaré l'infirmité incurable.

23 ans. — Hernie inguinale incommodant un jeune infirmier d'un des hôpitaux de Bruxelles ; application de ma méthode par le docteur médecin, chef de service de l'hôpital. Guérison radicale et lettre de félicitations du confrère.

49 ans. — Hernie crurale...., 3 ans d'existence...., Guérison en 63 jours.

47 ans. — Hernie ombilicale incommodant depuis 10 ans une mère de trois enfants. Guérison radicale en 75 jours par le traitement purement externe double.

63 ans. — Hernie scrotale réductible, chez un sujet depuis bien long-temps atteint... Développement considérable... Malaise général... Nau-sées... Vomissements après une fatigue. Guérison parfaite en 90 jours par le grand traitement.

37 ans. — Hernie inguinable double, chez un ecclésiastique, vaine-ment traitée par d'autres méthodes préconisées... 12 ans d'existence la hernie droite, et 5 ans la hernie gauche. Guérison en 3 mois, par le grand traitement.

42 ans. — Hernie ombilicale et hernie inguinale gauche chez une dame... 4 ans d'existence la première, et 3 ans la seconde. Guérison en 78 jours.

37 ans. — Hernie crurale, chez un notaire... 5 ans d'existence. Gué-rison en 72 jours par le traitement purement externe, mais double.

45 ans. — Hernie scrotale réductible, affectant un instituteur... 6 ans d'existence. Guérison en 55 jours ; grand traitement.

36 ans. — Hernie inguinale gauche, vainement traitée par d'autres méthodes... 3 ans d'existence. Guérison radicale en 66 jours.

67 ans. — Hernie inguinale très volumineuse, droite et gauche, affec-tant un colonel d'artillerie, en retraite. Guérison radicale en 94 jours.

77 ans. — Hernie ombilicale volumineuse, datant de 30 ans. Guérison radicale en 90 jours.

50 ans. — Chute de l'utérus datant de 26 ans, chez une dame mère de six enfants. Guérison en 75 jours.

35 ans. — Chute de l'utérus datant de 3 ans et survenue à la suite d'un accouchement très laborieux... vainement traitée par plusieurs médecins. Guérison en 90 jours.

Nantes, 15 mai 1870.

Monsieur,

Mon mari était atteint d'une hernie d'une grosseur énorme. Nous étions désolés et je ne pouvais m'empêcher de compter mes peines à celles de mes connaissances qui me demandaient la cause de ma tristesse, d'autant plus grande qu'on m'avait assuré qu'il n'y avait aucun remède à ce mal. D'après votre conseil, nous sommes allés, mon mari et moi, trouver M. le Dr Paquier, lequel, après avoir examiné mon mari, nous dit qu'il n'osait pas promettre une guérison, d'abord à cause du déve-loppement énorme de la tumeur, ensuite à cause de la profession de mon mari, profession qui exigeait un travail très pénible, que cependant il essaierait. C'était en juin 1869 ; mon mari suivit le traitement sans interrompre ses travaux, mais en prenant les précautions qui lui avaient été conseillées, et, en août, il ne restait et il ne reste encore aujourd'hui aucune trace de hernie. Nous sommes dans la joie et nous venons, Monsieur, tout en vous en témoignant notre reconnaissance, vous prier d'annoncer cette belle guérison à M. le Dr Paquier.

Signé : A. G.

J'ai 30 ans, et, depuis l'enfance, j'étais incommodé d'une hernie qui, parfois me faisait souffrir beaucoup... Aujourd'hui j'en suis débarrassé, grâce à votre Kélécure. Je viens, Monsieur, vous en remercier et vous appeler mon bienfaiteur.

Orléans, le 15 février 1870.   Signé : G. J.

Au Gué-de-Velluire, le 10 janvier 1870.

Après sept semaines d'usage du Kélécure de M. Paquier, je certifie avoir obtenu la guérison d'une hernie inguinale volumineuse dont j'étais atteint depuis 5 ans, guérison que j'avais inutilement demandée à d'autres méthodes de traitement. En foi de quoi j'ai délivré le présent certificat pour servir et valoir ce que de raison.

Signé : RENÉ COUTANCIN.

Vu pour légalisation de la signature du sieur René Coutancin apposée ci-dessus.   *Le Maire*, Signé : CHAUMONT.

Lille, 15 décembre 1870.

Je ne puis, Monsieur, que me féliciter d'avoir eu recours à votre Kélécure, grâce à son influence, me voilà guéri ! le 7 août, j'ai commencé votre traitement, et aujourd'hui 8 octobre, me voilà guéri ! Maintenant, Monsieur, je viens vous remercier et vous exprimer ma profonde reconnaissance.   Signé : V. R.

Je pourrai continuer les citations, mais j'ai pris la plume avec l'intention d'écrire une brochure et non un volume. Je dois donc terminer ici le chapitre concernant les hernies et passer à celui relatif aux maladies des voies urinaires.

DEUXIÈME CHAPITRE

DES MALADIES DES VOIES URINAIRES EN GÉNÉRAL

Les maladies qui accablent notre malheureuse espèce sont nombreuses assurément. Il y en a de bien désolantes, sans doute, et contre lesquelles la science se consume en vains efforts; mais, à coup sûr, il n'en existe aucune qui soit plus cruelle que les maladies des voies urinaires arrivées à leur summum d'intensité; la vie, dans ce cas, n'est plus supportable que par résignation et respect des lois divines.

Les maladies de la vessie se présentent sous les formes les plus variées et font, en vieillissant, éprouver les douleurs les plus atroces. Les négliger à leur début, c'est s'exposer aux conséquences les plus déplorables, se préparer imprudemment un avenir de tristesse et de désespoir. Aussitôt donc que les premiers symptômes se manifestent, aussitôt que les voies urinaires paraissent affectées, qu'un sujet éprouve soit de la pesanteur au périnée, soit un besoin anormal d'uriner, de l'irritation au col de la vessie, un sentiment de douleur gravative dans le canal de l'urètre, des titillations au méat urinaire, une chaleur mordicante dans le canal ou dans l'anus, du prurit ou démangeaison à la surface du pubis, un sentiment de malaise, de tension à la région sus-pubienne, aussitôt, dis-je, qu'un sujet éprouve non toutes ces misères à la fois, mais seulement une de ces misères, symptômes caractéristiques d'une maladie prostatique ou vésicale naissante, il doit, s'il est prudent, avoir recours à un traitement spécial; différer, c'est perdre un temps précieux, exposer l'organe malade et, conséquemment, l'économie tout entière, aux plus grands désordres. Livrée à elle-même, la maladie fait des progrès quelquefois très rapides, quelquefois assez lents, en apparence du moins, mais toujours fort regrettables. Elle étend sa domination, se fortifie dans la place qu'elle a envahie, et lorsque vaincu par la douleur, le pauvre patient songe enfin à l'expulser, il rencontre une résistance opiniâtre contre laquelle il lui faut lutter longtemps avec énergie pour triompher, et encore souvent tous ses efforts sont frappés de stérilité! La désorganisation étant complète, tout remède devient impuissant. Le besoin d'émettre les urines est chaque jour plus fréquent et plus impérieux; la nuit surtout, il se renouvelle à chaque instant, réveille le malade à peine assoupi et le presse d'obéir. Les urines sont épaisses, troubles, boueuses, souvent même purulentes; à leur surface on remarque des filaments d'un blanc sale, quelquefois même sanguinolents. Quelquefois aussi un dépôt de matières glaireuses, de mucosités, repose au fond du vase et s'attache à ses parois. Chez quelques sujets il y a incontinence et les urines s'échappent d'elles-mêmes. Chez d'autres, au contraire, il y a rétention partielle, sinon entière, et le besoin d'expulser les urines ne peut être satisfait que très imparfaitement: quelques minces filets, quelques gouttes seulement coulent chaque fois et avec beaucoup de difficultés, alors pourtant qu'il semble au malheureux malade que tout un fleuve d'eau brûlante est renfermé dans la poche urinaire et que ce fleuve cherche à rompre ses digues pour faire irruption. Puis surviennent des pesanteurs au cerveau, des agitations fébriles, de longues insomnies, des coliques, de mauvaises digestions, des flatuosités abondantes, des nausées, des maux de cœur, la perte de l'appétit, des douleurs dans la région vésicale, dans les lombes, dans l'hypograstre et jusqu'à la face interne des cuisses. Ces douleurs, d'abord sourdes, lancinantes, obtuses, capricieuses, finissent par se régulariser; elles deviennent cruelles, atroces, de tous les instants; et le pauvre malade, épuisé par la lutte, dévoré par les souffrances, n'a plus d'espoir que dans le moment qui doit les terminer à jamais.

Les caractères que je viens de signaler sont ceux des maladies de la vessie depuis longtemps passées à l'état chronique, arrivées à leur troisième période. Les premières atteintes de l'état chronique se révèlent souvent alors que rien ne les faisait pressentir. Il a bien existé préalablement, sans aucun doute, quelques symptômes dont le malade ne s'est pas préoccupé, dont il n'a pas tout d'abord saisi le diagnostic, soupçonné la gravité, et qu'en conséquence il n'a traités que fort légèrement, par quelques bains tièdes et quelques sirops ou tisanes antiphlogistiques, et quelquefois cela même sans consulter son médecin; puis, le caractère d'acuité ayant disparu en partie, il s'est pour le reste reposé avec confiance sur l'avenir. Et c'est pendant qu'il sommeillait avec cette imprudente confiance que la maladie naissante, refoulée mais non vaincue, palliée mais non guérie, passait à l'état chronique.

Pendant de longues suites de siècles, le catarrhe vésical chronique, toutes les maladies de l'appareil génito-urinaire en général, ont été considérées comme incurables, et cela même par de très célèbres médecins. Aujourd'hui, Dieu merci! il est surabondamment prouvé que le catarrhe de la vessie, que les diverses affections de l'appareil génito-urinaire, peuvent être radicalement guéries, même dans un âge avancé, suivant les lésions plus ou moins profondes de l'organe affecté, la constitution du malade et les causes déterminantes de la maladie.

Ces preuves de guérison radicale dans plusieurs circonstances difficiles, et, dans beaucoup d'autres, d'une amélioration assez considérable pour qu'il fut encore permis au malade de se rattacher à la vie, je les trouve dans les lettres qui composent ma nombreuse correspondance.

Toutefois, lorsque la maladie est déterminée par la présence d'une pierre d'un gros calcul dans la poche urinaire, il n'existe aucune chance de guérison tant que la cause provocatrice n'est pas réduite à néant, soit par la lithrotice, soit par toute autre opération chirurgicale.

A la suite de ces généralités, je crois devoir faire un exposé rapide des principales maladies de l'appareil génito-urinaire pouvant être avantageusement traitées par mon cysticure. Ces maladies sont : 1º la cystie ou inflammation de la vessie; 2º le catarrhe vésical; 3º la gravelle; 4º la prostatite.

1º *Cystite, ou inflammation de la vessie.* — La cystite à l'état aigu est, de toutes les maladies de l'appareil urinaire, une des plus douloureuses sans contredit. Pendant mon externat dans les hôpitaux de Paris, et dans ma clientèle depuis que j'exerce l'art de guérir, j'en ai vu bien des cas, j'ai entendu bien des cris navrants; aussi ai-je beaucoup de peine à soustraire mon âme aux pénibles émotions qui viennent l'assaillir, chaque fois que je me trouve près d'un sujet atteint de cystite aiguë bien caractérisée. Les traits et les gémissements du malade ont une expression de douleur et de désespoir telle qu'il est impossible de n'en pas être pénétré.

La marche de la cystite aiguë est rapide. Cette affreuse maladie accomplit promptement son œuvre de destruction si la science ne parvient à l'enrayer dès les premiers jours de son invasion. Le facies est allumé, les yeux sont ardents, le sang est en feu, le malade se tord les membres sous l'étreinte de douleurs atroces qu'il éprouve dans toutes les parties du corps et plus particulièrement dans la région de la vessie. Le ténesme acquiert bientôt son summum d'intensité, le besoin d'uriner se fait sentir impérieusement et sans cesse; mais la vessie, ne pouvant plus se contracter qu'au milieu d'efforts inouïs et d'étreintes terribles, les urines ne viennent que goutte à goutte, presque toujours sanguinolentes et muqueuses; une soif ardente dévore le malade, et, cette soif, on ne saurait l'étancher. Le délire survient, délire terrible, révélateur de souffrances inimaginables. Finalement la gangrène s'empare de la vessie, il se forme des abcès, des fistules urinaires qui communiquent avec l'abdomen, le rectum, et la mort prenant enfin pitié du malheureux malade, vient jeter son voile sur ce sombre et douloureux tableau.

Cependant la cystite n'est pas toujours à l'état aigu, trèssouvent on la trouve à l'état chronique; ses symptômes alors sont moins caractérisés. Dans ce cas, le malade accuse à l'hypogastre ou au périnée une douleur permanente, quelquefois vive, mais d'autrefois aussi, sourde, obtuse et à peine appréciable, se faisant sentir surtout après des excès dans le régime alimentaire ou dans des plaisirs vénériens. Il est tourmenté, surtout pendant la nuit, par des envies fréquentes d'uriner, par de la dysurie : l'urine est trouble, floconneuse, purulente, rougeâtre. Il y a un état de malaise habituel, de la faiblesse dans les membres inférieurs, parfois de la fièvre. Les disgestions sont pénibles et, la nutrition ne se faisant qu'incomplètement, le malade perd son embonpoint. La cystite chronique peut être consécutive à l'état aigu, mais, plus fréquemment encore,

elle est le résultat d'une autre inflammation, comme la blénorrhagie, et plus particulièrement d'une affection dartreuse.

2° *Catarrhe vésical.* — Je ne décrirai pas ici le catarrhe
aigu : ce serait répéter une partie de ce que je viens de
dire à l'occasion de la cystite aiguë. Quand le catarrhe
succède à une cystite, la fièvre, moins intense, présente
des mouvements d'exacerbation, le malade a des horripi-
lations, des frissons à retours irréguliers, il fait des efforts
pour aller à la selle, il éprouve des douleurs vagues à
l'hypogastre ou bas-ventre. Quelquefois il s'éveille pressé
par le besoin d'uriner, et se trouve soulagé par l'émission
de quelques gouttes d'urine; à la suite de cette excrétion
incomplète, le malade rejette par l'urètre un flocon glaireux
ressemblant assez bien à une hydatide allongée, puis
l'urine s'échappe par gros jets. Enfin, à ces symptômes
succède une incontinence très-rebelle.

Viennent ensuite les diverses altérations du liquide excrété, qui ne laissent plus aucun doute sur la chronicité
de la maladie. L'urine, perdant sa transparence, prend
une couleur très-variable. Chez le plus grand nombre des
sujets, elle est d'abord lactescente ; chez quelques-uns elle
passe à la couleur fauve ou orangée; quelquefois aussi elle
est sanguinolente. Dans un temps plus avancé de la maladie, elle reprend toujours sa coloration naturelle, seulement elle est un peu moins limpide ; refroidie dans un
vase, elle acquiert une odeur ammoniacale et se sépare en
deux couches superposées, dont l'une, en plus grande
quantité surnage, et dont l'autre, offrant beaucoup d'ana-
logie avec l'albumine de l'œuf, gagne le fond du vase.

3° *Gravelle.* — La gravelle est caractérisée par la présence, dans les voies urinaires, de concrétions plus ou
moins volumineuses. Chaque accès de gravelle est marqué
par un ensemble de symptômes connu sous le nom de
colique néphrétique.

Le malade éprouve, progressivement quelquefois, mais
le plus souvent brusquement, une douleur atroce, lanci-
nante, continue et exacerbante, siégeant dans la région
des reins, s'irradiant de là vers les flancs, la vessie, l'aine
et les cuisses. Cette douleur ne permet plus au patient de
rester en place, le force souvent à se rouler par terre et

finit quelquefois par exciter le délire et amener des convulsions La sécrétion urinaire, rarement supprimée, est plus souvent diminuée. Le liquide excrété est tantôt clair, tantôt trouble, chargé de mucus, ou bien plus ou moins sanguinolent ; il sort en petite quantité, et souvent goutte à goutte. Cette excrétion s'accompagne d'épreintes et de ténesme vésical. Le malade éprouve en même temps des nausées, des vomissements bilieux ; le sommeil est empêché, l'agitation est extrême. Ces accidents, après une durée de plusieurs heures, disparaissent tantôt graduellement, tantôt brusquement, comme d'autres fois aussi, si l'art ne réussit pas à enrayer l'accès, le malade meurt subitement par suite d'épuisement, ou à la suite d'une perforation du bassinet comprimé par les calculs.

4° *Prostatite.* — L'inflammation de la prostate, qui peut être le résultat de bien des causes différentes, se montre très-souvent dans le cours de la dernière période de la blénorrhagie urétrale, alors que l'inflammation s'est étendue dans la partie la plus reculée de l'urètre. Elle s'annonce par une sensation de pesanteur, par une douleur sourde, gravative au périné et dans le fondement ; les gardes-robes sont rares et douloureuses ; en pratiquant le toucher rectal, on constate que la prostate a augmenté de volume, qu'elle offre des bosselures, qu'elle est douloureuse à la pression. Le besoin de rendre l'urine est plus fréquent, plus impérieux, et une sensation de brûlure se produit au commencement et à la fin de la mixtion. Le canal de l'urètre fournit un écoulement d'un liquide visqueux, transparent, analogue à un blanc d'œuf, quelquefois d'aspect opalin ou même verdâtre. La quantité de cet écoulement augmente sur l'influence des changements de régime et de température : alors aussi les envies d'uriner sont plus fréquentes et les douleurs plus intenses ; quelquefois il existe une rétention complète d'urine. En pratiquant le cathétérisme, on développe une douleur au moment où la sonde est en contact avec la prostate et l'on reconnaît que l'instrument passe difficilement à travers la partie prostatique du canal de l'urètre.

Telles sont les maladies des voies urinaires contre lesquelles mon spécifique est dirigé avec le plus grand succès.

CYSTICURE

SON MODE D'EMPLOI ET SON ACTION SUR L'APPAREIL URINAIRE

Mon cysticure est composé de plantes réduites en poudres impalpables. Ces poudres sont divisées par doses et mises sous enveloppe étiquetée. Chaque dose représente un litre d'infusion que le malade obtient en jetant un litre d'eau bouillante sur le contenu d'un paquet déposé dans un vase. Chaque jour il prend de cette infusion, une demi-verrée le matin et une demi-verrée le soir. Cette médication, si peu coûteuse et si simple, provoque une transpiration dérivative de l'inflammation, détermine un prompt soulagement, sans fatiguer aucune organe, aucune des parties du corps. Bientôt les urines sont émises avec plus de facilité, sans faire éprouver ce malaise, cette chaleur âcre, cette sensation douloureuse dont se plaignent en général les personnes atteintes de maladies de la vessie. Bientôt débarrassées des mucosités, des matières visqueuses ou glaireuses, quelquefois même sanguinolentes, qui caractérisent l'altération de l'organe, l'inflammation chronique de ses parois, les urines reprennent la pureté, la couleur et l'odeur qui leur sont propres à l'état sain. L'appétit, dès ce moment, devient meilleur et le sommeil plus calme. Le malade marche rapidement alors vers une guérison radicale qu'il atteindra sûrement, s'il ne commet aucune imprudence de nature à compromettre les résultats acquis.

PRIX DU CYSTICURE

Les maladies des voix urinaires étant de leur nature capricieuses autant que variées et rebelles , il est impossible de pouvoir préciser la quantité de doses nécessaires pour opérer un rétablissement complet dans tel ou tel cas ; seulement , l'expérience m'a démontré qu'il ne fallait , sauf quelques rares exceptions, jamais moins de quinze à vingt doses pour provoquer une amélioration vraiment appréciable, et de cinquante à soixante doses, quelquefois même quatre-vingts, *suivant les complications*, pour atteindre le but désiré , la guérison radicale. En conséquence , pour les expéditions , lesquelles sont toujours , à moins d'avis contraire , faites *franco* par la poste , j'ai adopté la base suivante :

Dix doses , vingt-un francs , ci. . . . . 21 fr.
Quinze doses, trente-deux francs, ci. . . 32 —
Vingt doses , quarante-deux francs , ci. . 42 —
Trente doses, cinquante-trois francs, ci. . 53 —

Il n'est jamais fait aucune expédition au-dessous de dix doses.

TÉMOIGNAGES

1° — Un bijoutier du Mans souffrait depuis cinq ans d'une maladie de la vessie qui, malgré les traitements, allait toujours en s'aggravant. Vingt fois par nuit il était réveillé par le besoin d'uriner, besoin toujours impérieux et toujours incomplètement satisfait. De guerre las, il eut recours à mon spécifique, et, après en avoir employé vingt doses, la guérison fut tellement complète que depuis trois ans aucun symptôme, même de malaise, ne s'est manifesté ; ainsi que le déclare l'ancien malade dans une lettre de félicitation et de gratitude : « *Nous reconnaissons*, dit-il, *que la promptitude de cette guérison est tout-à-fait exceptionnelle et sans précédent.* »

2° — Un négociant de Rouen, âgé, et depuis longtemps atteint d'un catarrhe vésical contre lequel toutes les médications usitées en pareil cas avaient échoué, me demanda 30 doses de ma Cysticure. Ces 30 doses lui procurèrent un grand soulagement : selon ses expressions, ici reproduites en lettres italiques, il rendit : « *une quantité d'ordures si considérable, qu'il ne pouvait se figurer que tout cela vint de la vessie, ne supposant pas qu'elle fût jamais capable d'en contenir autant* » Une seconde expédition de 30 doses fut faite au malade... *Il vint quelques ordures encore, puis les urines changèrent peu à peu de couleur, reprirent celles qu'elles avaient avant la maladie. Toutes les douleurs, si fortes il y a quelque temps, disparurent, sauf, au méat urinaire, un petit picotement désagréable et un peu inquiétant.* Vingt nouvelles doses furent expédiées, et, après en avoir consommé une partie, le malade écrivait qu'il était tranquille désormais, qu'il n'éprouvait ni douleur ni malaise d'aucune sorte, mais qu'il avait maigri... « *Cela ne me surprend pas*, disait-il, en terminant sa lettre, *j'ai tant rendu de saletés par les urines, que mon pauvre corps devrait être entièrement vide ; mais patience, l'embonpoint va revenir promptement, car je mange et je dors aujourd'hui mieux que jamais je n'avais fait.* »

3° — Un capitaine au long-cours était, depuis onze ans, atteint d'une prostatite avec cystite du col, le flux était abondant chaque fois qu'il y avait changement de température. Les douleurs étaient continues mais redoublaient d'intensité quand venait l'automne et surtout par les gelées blanches. Le malade s'était fait traiter, à différentes reprises, à Toulon, Lyon, Nantes, mais toujours sans succès. Il me demanda enfin cent doses de mon spécifique, disant qu'il llait prendre la mer et qu'il désirait se traiter pendant son voyage. Un an après, il m'écrivait pour m'exprimer sa reconnaissance : Plus de douleur, pas la moindre trace de maladie, me disait-il, et je puis encore une fois jouir de la vie, après douze ans de souffrance, de régime et de privations de toutes sortes.

4° — Un riche propriétaire de la Vendée éprouvait, depuis longtemps, de violents accès de colique néphrétique. Les urines, sédimenteuses et d'un rouge foncé, ne venaient que goutte à goutte ; depuis quelque temps il était sujet à des accès de fièvres périodiques. Le cysticure lui fit rendre une quantité considérable de petits graviers rouges, et après trois mois d'usage de mon spécifique, la guérison était complète.

5° — Un négociant, du département de la Gironde, éprouvait depuis longtemps des douleurs à l'hypogastre et dans les reins, douleurs occasionnées par une gravelle compliquée de rhumatisme. L'émission des urines était difficile et douloureuse. Soixante doses de mon spéc fique firent rendre du sable rouge en abondance : trente nouvelles doses achevèrent la guérison qui ne s'est pas démentie depuis.

6° — Un avocat souffrait depuis longtemps d'une inflammation chronique de la vessie... Envie fréquente d'uriner et difficulté à satisfaire ce besoin.... Faiblesse générale.... Amaigrissement progressif. Guérison après quatre mois de traitement par mon spécifique.

7° — Un négociant de Marseille souffrait depuis douze ans d'une prostatite compliquée de cystite... Abondantes sécrétions de mauvaise nature... Malaise général... Fièvre hectique... Douleurs vives au bas-ventre. Plusieurs fois la cautérisation de la prostate avait été pratiquée par des médecins spécialistes. Soixante doses de mon spécifique ont amené une guérison radicale.

8° — Depuis huit ans un colonel éprouvait de violentes douleurs à la région vésicale ; les urines épaisses, bourbeuses, mousseuses, ne venaient que par minces filets, et déposaient au fond du vase un sable rouge très-fin Digestion difficile accompagnée d'abondantes flatuosités. Guérison opérée par soixante-quinze doses de cysticure.

9° — M. B..., négociant en Normandie, éprouvait depuis longtemps des douleurs vives dans la région de la vessie. L'urine déposait une grande quantité de matières glaireuses semblables à du blanc d'œuf battu ; le besoin d'uriner se faisait sentir souvent, surtout pendant la nuit, ce qui empêchait le sommeil. Ayant inutilement suivi plusieurs autres traitements, il se soumit à l'usage de mon spécifique, et, après en avoir pris quatre-vingt-dix doses, il m'adressait une lettre de gratitude pour annoncer sa guérison.

Nîmes, 29 octobre 1870.

Monsieur le docteur Paquier,

Je puis louer votre spécifique, je m'en trouve très-bien : je n'ai donc que des éloges à vous faire.

Signé : AGOUST.

Monsieur,

Pour prévenir la récidive du catarrhe visical, dont je me suis débarrassé par votre cysticure, je viens vous prier de m'adresser le plus tôt possible et en échange du mandat ci-inclus, trente doses de votre excellent spécifique.

Signé : J., curé du diocèse de Nantes.

Marseille, 10 mai 1869.

Monsieur,

Je vous adresse un mandat de 32 fr. ; veuillez m'envoyer quinze doses de votre Cysticure. Je veux consolider la guérison de la maladie dont vous m'avez débarrassé et dont je souffrais cruellement depuis dix ans.

Signé : B. P.

Monsieur,

Grâce à votre excellent spécifique, je me trouve aujourd'hi délivré de la cruelle dysurie qui ne me laissait aucun repos. Ma santé est maintenant excellente et je vous remercie du service que vous m'avez rendu

S. G., curé du département du Doubs.

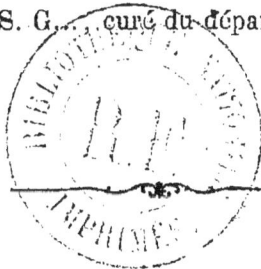

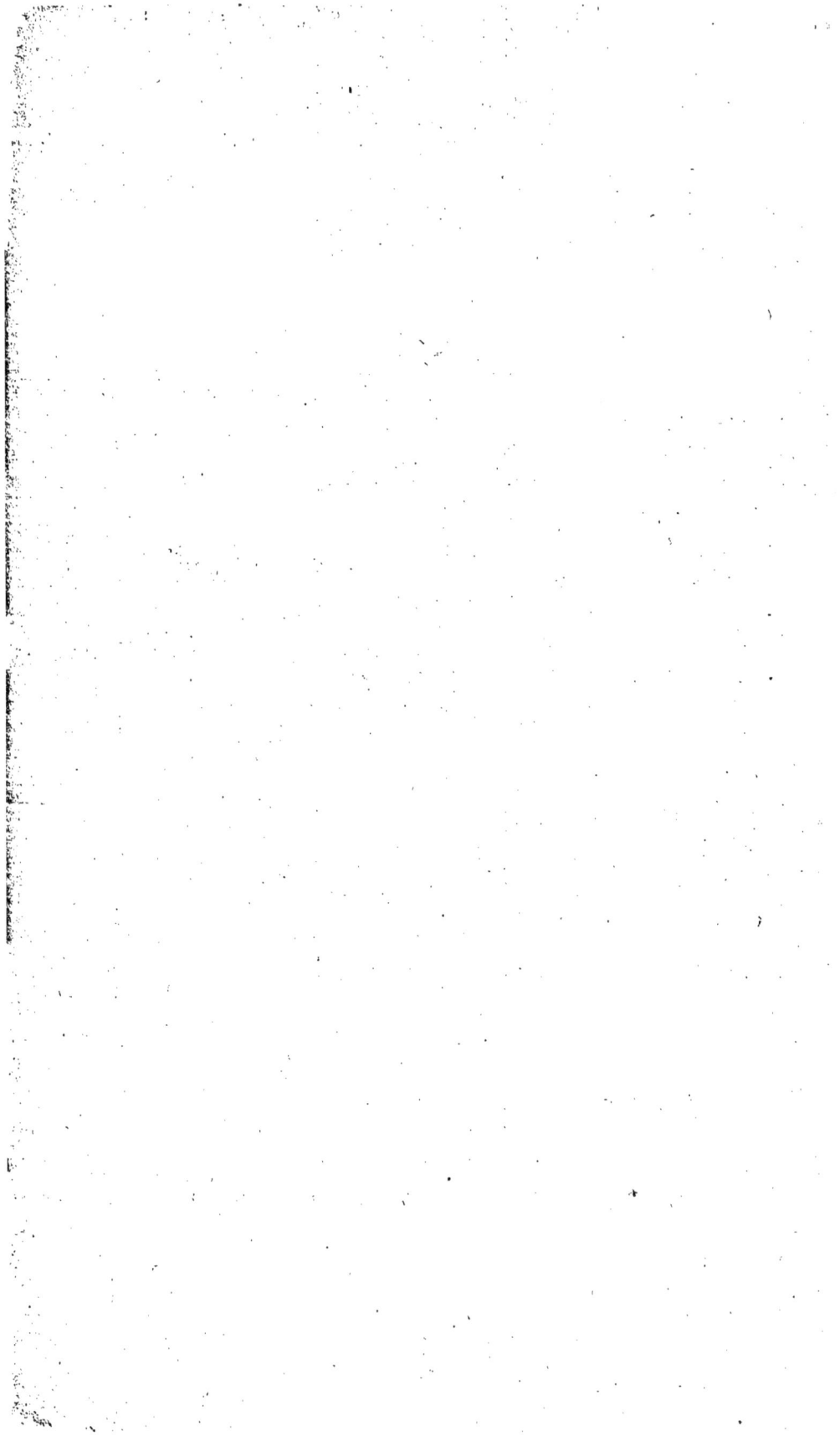

www.ingramcontent.com/pod-product-compliance
Lightning Source LLC
Chambersburg PA
CBHW070739210326
41520CB00016B/4511